LE

RACHITISME

A

BERCK-SUR-MER

PAR

Le Docteur P. PERROCHAUD

Médecin en Chef de l'Hôpital maritime de Berck-sur-mer

Médecin de l'Hôpital Nathaniel de Rothschild.

Officier de la Légion d'honneur.

BOULOGNE-SUR-MER

IMPRIMERIE VEUVE CHARLES AIGRE

4, RUE DES VIEILLARDS

1877

LE RACHITISME

A BERCK-SUR-MER

LE

RACHITISME

A

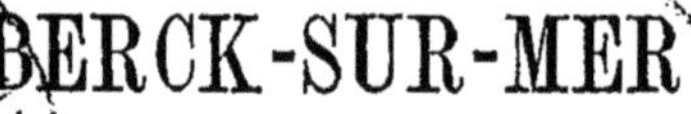

BERCK-SUR-MER

PAR

Le Docteur P. PERROCHAUD

Médecin en Chef de l'Hôpital maritime de Berck-sur-mer
Médecin de l'Hôpital Nathaniel de Rothschild,
Officier de la Légion d'honneur.

BOULOGNE-SUR-MER
IMPRIMERIE VEUVE CHARLES AIGRE
4, RUE DES VIEILLARDS

1877

LE RACHITISME

A

BERCK-SUR-MER

La Société de Chirurgie de Paris, dans sa séance du 16 février 1876, à propos d'un rapport de M. Tillaux sur un mémoire de M. J. Bœckel : sur « l'*Ostéotomie dans les cas de déviations rachitiques*, » a commencé une discussion très-pratique sur le Rachitisme et son traitement.

Les résultats obtenus par le traitement hygiénique et spécialement par le séjour au bord de la mer sont tellement frappants que j'ai cru utile de reproduire la partie de la discussion qui a trait à ce sujet.

Qu'il me soit permis, avant de faire cette citation, de remercier mon excellent ami et confrère Marjolin, de la constante sollicitude qu'il a montrée et montre encore chaque jour pour l'œuvre scientifique et humanitaire à laquelle j'ai consacré toute ma vie, je veux dire l'Hôpital maritime de Berck-sur-mer.

Dans les circonstances présentes c'est encore lui qui a ouvert le feu et placé, sur le terrain de la bonne observation, la question du traitement du rachitisme.

M. Tillaux avait, dans son rapport, fait remarquer que l'Ostéotomie, c'est-à-dire la section de l'os devié, considérée comme grave en France, est employée avec succès en Allemagne dans un très-grand nombre de cas.

La majorité des assistants s'émut de l'énoncé de cette opinion, et à la séance suivante M. Marjolin demanda le premier la parole.

Je reproduis textuellement :

M. Marjolin. En chirurgie, comme dans toutes les sciences, pour qu'une innovation constitue un véritable progrès, il faut qu'elle présente des avantages incontestables ; or, dans les opérations proposées par M. Bœckel pour redresser les membres des enfants rachitiques, loin d'en trouver aucun, je crois qu'il y a au contraire des inconvénients assez graves pour faire rejeter ces procédés, attendu que, même en employant dans les pansements la méthode de M. Lister, personne n'oserait affirmer qu'il ne surviendra jamais d'accident. Pourquoi d'ailleurs recourir à de semblables opérations chez des enfants aussi jeunes, chez lesquels la période de déformation n'est pas encore terminée, alors que l'observation a démontré depuis longtemps qu'il suffit d'une bonne hygiène et d'un changement de régime, non-seulement pour atténuer, mais même pour faire disparaître les déformations rachitiques les plus prononcées, sans qu'il soit nécessaire de recourir à aucun appareil ?

Bien que pour ma part j'eusse été à même de constater plusieurs de ces guérisons, je n'ai pas cru que des souvenirs suffisaient pour résoudre une semblable question, et j'ai pensé qu'il serait très-intéressant pour la société de connaître les résultats obtenus à l'hôpital maritime de Berck, où l'on envoie les enfants rachitiques des hôpitaux de Paris ; en conséquence, au sortir de la dernière séance, j'ai écrit au Dr Perrochaud, médecin de cet établissement et voici sa réponse :

« Mon cher Marjolin,

« Les résultats obtenus à Berck ne peuvent laisser aucun doute sur la possibilité du redressement spontané et progressif des jambes chez les rachitiques, et les esprits les plus prévenus doivent se rendre à l'évidence.

« Le nombre des rachitiques envoyés à Berck depuis 1870 s'élève à 79 ; de plus, nous avons encore en traitement 23 enfants, ce qui donne un total de 102. Sur ce nombre, il y a eu 30 guérisons et 32 améliorations ; 6 ont succombé à des affections intercurrentes, et 4 ont été renvoyés à Paris, étant atteints de la teigne.

« La moyenne de l'âge à l'entrée était de 4 ans environ et celle de la durée du traitement de 500 jours environ. Il est rare que nous ayons à traiter des enfants au-dessous de 2 ans et au-dessus de 12 ans ; si quelques sujets âgés de 12 à 15 ans figurent dans le relevé, c'est que, atteints de scoliose ou de cyphose, ils ont été envoyés comme scrofuleux.

« La guérison des jeunes rachitiques envoyés au bord de la mer est la règle ; et pour les exceptions, il faut tenir compte des manifestations scrofuleuses qui compliquent si gravement le rachitisme.

« Dans le nombre des enfants renvoyés guéris, quelques-uns, et c'est le petit nombre, laissaient peut-être à désirer au point de vue plastique, c'est-à-dire que la rectitude des membres abdominaux, prise dans son ensemble, n'était pas absolue, mais j'affirme que ces enfants pouvaient faire de longues promenades sans fatigue et que ce petit défaut de rectitude, s'il persiste, ne sera pas plus tard considéré par les conseils de révision comme une cause d'exemption.

« Comme un des exemples les plus remarquables de l'influence du traitement, je crois devoir citer le fait suivant :

« Il y a 16 ans, j'avais dans mon service des enfants assistés une jeune fille de 12 ans véritable cul-de-jatte, par suite de la distorsion des tibias et de l'incurvation exagérée des membres inférieurs, appuyés assez fortement sur le bassin pour rendre la défécation presque impossible. Le traitement maritime exerça sur cette enfant une influence tellement heureuse, qu'au bout de 2 ans, elle put marcher sans béquilles. Aujourd'hui, elle a 28 ans, elle habite Grosfliers, et dimanche dermier elle a fait, pour venir à l'hôpital, 5 kilomètres sans éprouver la moindre fatigue ; au point de vue esthétique, ce n'est certainement pas un modèle de perfection, car il existe encore une légère incurvation des tibias, mais comme résultat, c'est véritablement un succès inespéré.

« Je vous signalerai encore tout particulièrement le cas de Divaret (n° 57 des tableaux). Cet enfant, âgé de 2 ans 1/2, présentait une déformation si grande des membres inférieurs que les fémurs et les tibias formaient un cercle parfait ; par suite de cette incurvation excessive, la marche était presque impossible. Après un séjour de 12 mois, ce garçon fut renvoyé *complètement redressé* ; il portait, à son arrivée, un appareil mécanique qui le gênait beaucoup et qu'on fut obligé d'enlever.

« A propos des appareils, je vous dirai que j'ai, à différentes reprises, essayé les appareils silicatés comme moyen de sustentation et que j'ai dû y renoncer ; j'attribue mes insuccès à la rigidité de ces appareils et à la nécessité de les changer au fur et à mesure que les os se redressent. Plusieurs enfants sont arrivés à Berck avec un appareil mécanique : chez quelques-uns, leur application a paru donner de bons résultats ; chez d'autres, au contraire, j'ai dû les enlever à cause de leur poids, de la gêne et des douleurs qu'ils déterminaient. Je n'ose, du reste, donner mon opinion sur leur degré d'utilité, car presque tous nos rachitiques se redressent parfaitement sous l'influence du traitement maritime. Je ne puis donc faire la part qui revient au traitement mécanique, chez les enfants qui habitent les bords de la mer.

« Règle générale, je les laisse marcher à leur guise, soutenus par des béquilles ou livrés à eux-mêmes, dès que la déambulation est possible.

« Jusqu'à quel âge l'influence du traitement maritime peut-elle se faire sentir et à quel âge est-elle la plus marquée ? Il est assez difficile de formuler une opinion sur ces deux points, car la durée du traitement varie en raison : 1° des maladies intercurrentes chroniques qui nécessitent souvent un séjour prolongé à l'hôpital ; 2° des conditions dans lesquelles le rachitisme s'est produit, conditions de race, d'alimentation, d'hygiène. En général, le rachitisme acquis guérit plus rapidement que le rachitisme transmis par l'hérédité ; ce dernier est du reste assez rare. Ces exceptions posées je crois qu'on peut admettre en principe que l'âge où le traitement donne les résultats les plus marqués est de 2 à 8 ans ; passé cet âge, les guérisons sont plus rares et exigent plus de temps.

« Après 12 ou 14 ans, le traitement maritime donne peu de résultats au point de vue de l'état local ; il y a, je crois, quelques exceptions heureuses, mais je ne puis citer dans ma pratique que le fait dont j'ai parlé.

« Il m'a paru, mais mon expérience n'est pas suffisante pour pouvoir l'affirmer, que l'établissement de la menstruation amenait une amélioration dans l'état des filles rachitiques ; cette opinion justifierait jusqu'à un certain point le dicton populaire : *Cette fille se dénoue*, pour exprimer que chez elle la fonction cataméniale s'est établie.

« Le traitement employé à Berck est le suivant : pendant l'été, deux bains de mer par jour, de 2 à 3 minutes ; après chaque bain, frictions excitantes et vin de quinquina ; l'hiver un bain de mer chaud de 15 à 20 minutes tous les deux jours ; tous les soirs, 1 à 3 grammes de phosphate de chaux et, immédiatement après, 2 à 6 cuillerées à bouche d'eau de mer. J'ajouterai que jamais, ni mon collègue M. Cazin, chirurgien de l'hôpital, ni moi, nous n'avons reconnu la nécessité d'une opération dans tous les cas que nous avons eus à traiter ; nous avions connaissance de la pratique préconisée en Allemagne, mais jamais nous n'en avons trouvé l'indication. »

Messieurs, notre honorable confrère M. Perrochaud ne s'est pas contenté de résumer son opinion dans la lettre que je viens de vous communiquer, il a pensé qu'il était nécessaire de vous faire connaître les faits dont il avait été témoin et, en conséquence, il a réuni dans les tableaux que j'ai l'honneur de mettre sous vos yeux tous les cas de rachitisme traités à Berck depuis 1870.

Dupré, Juliette. N° 1, sexe féminin, 3 ans 1/2 ; arrivée à Berck le 28 août 1871, partie le 23 juin 1874. Incurvation des fémurs, ventre gros, proéminence du sternum, marche difficile.

Résultats. Fémurs redressés, la poitrine est développée, le ventre est très-diminué.

Linek, Auguste. N° 2, sexe masculin, 3 ans ; arrivé à Berck le 14 juillet 1870, parti le 25 juillet 1872. Incurvation des jambes, marche très-pénible.

Résultats. Depuis septembre 1871, les jambes sont redressées ; l'enfant peut faire de longues promenades.

Chano, Emile. N° 3, sexe m., 2 ans 1/2 ; arrivé à Berck le 3 octobre 1871. Incurvation des fémurs.

Résultats. Redressés depuis juin 1872.

Devoti, Lætitia. N° 4, sexe f., 5 ans 1/2 ; arrivée à Berck le 3 octobre 1871, partie le 7 janvier 1873. Incurvation des jambes, ventre gros, genoux cagneux ; marche difficile.

Résultats. Redressement des jambes, marche facile.

Orgival, Marguerite. N° 5, sexe f., 2 ans 1/2 ; arrivée à Berck le 19 août 1871, partie le 27 novembre 1872. Incurvation des jambes, déformation du thorax ; marche pénible.

Résultats. Redressement ; marche facile.

Moreau, Paul. N° 6, sexe m., 3 ans 1/2 ; arrivé à Berck le 2 août 1873, parti le 15 septembre 1874. Incurvation des fémurs.

Résultats. En juin 1874, le redressement est sensible.

Blondelet, Caroline. N° 7, sexe f., 3 ans ; arrivée à Berck le 1er août 1874, partie le 10 août 1875. Incurvation des jambes.

Résultats. Redressement déjà notable en mars 1875.

Borderel, Charles-Félix. N° 8, sexe m., 4 ans 1/2 ; arrivé à Berck le 22 août 1874, parti le 13 avril 1875. Incurvation des jambes ; la marche est presqu'impossible.

Résultats. Redressement complet.

Bastide, Julienne. N° 9, sexe f., 2 ans 1/2 ; arrivée à Berck le 17 octobre 1874, partie le 7 septembre 1875. Incurvation des jambes.

Résultats. L'incurvation avait presque disparu en mars 1875.

Leleu, Marie. N° 10, sexe f., 11 ans ; arrivée à Berck le 23 mai 1874, partie le 7 septembre 1875. Incurvation des jambes, déformation du thorax.

Résultats. Les jambes sont déjà légèrement redressées en septembre 1874. La déformation du thorax persiste, en juin 1875 l'incurvation des jambes a disparu ; au départ l'enfant est très-droite.

Lebissonnais, Lucie. N° 11, sexe f., 4 ans 1/2 ; arrivée à Berck le 23 mai 1874, partie le 7 septembre 1875. Incurvation des tibias.

Résultats. Redressement sensible en juin 1874 ; les tibias sont à peine incurvés ; au départ redressement complet.

Harotte, Pauline. N° 12, sexe f., 8 ans 1/2 ; arrivée à Berck le 23 mai 1874, partie le 10 août 1875. Saillie du sternum, chapelet chondro-sternal.

Résultats. Amélioration sensible en juin 1874, sternum moins proéminent, chapelet moins volumineux.

Pitois, Victorine. N° 13, sexe f. ; arrivée à Berck le 23 mai 1874, partie le 15 juillet 1875. Incurvation des membres abdominaux.

Résultats. En septembre 1874, les fémurs sont moins incurvés, les jambes se redressent, la marche est plus facile ; en juin 1875, guérison.

Kneip, Jean-Pierre. N° 14, sexe m., 3 ans 1/2 ; arrivé à Berck le 30 novembre 1872, parti le 13 octobre 1874. Gonflement des épiphyses radiales, incurvation des jambes marche difficile.

Résultats. Dès mars 1873 amélioration notable ; redressement, marche facile ; en septembre 1874, guérison.

Giroüard, Constant. N° 15, sexe m. ; arrivé à Berck le 8 juillet 1873, parti le 7 janvier 1874. Incurvation des fémurs, genoux déjetés en dehors.

Résultats. Les jambes sont sensiblement redressées, les genoux sont moins déjetés ; renvoyé pour cause de teigne.

Basset, Marie. N° 16, sexe f. ; arrivée à Berck le 22 juillet 1871, partie le 20 octobre 1871. Incurvation des membres.

Résultats. En voie d'amélioration ; réclamée par sa famille.

Wackernier, Charles. N° 17, sexe m. ; arrivé le 28 août 1871, parti le 31 mars 1874. Incurvation des jambes ; déformation du thorax ; marche presque impossible.

Résultats. En mars 1873, on note un peu de redressement; amélioration au départ, marche plus facile.

Icard. N° 18, sexe f. ; arrivée à Berck le 5 juillet 1873, partie le 15 décembre 1873. Incurvation des jambes, marche difficile.

Résultats. Réclamée par sa famille ; au départ il y a de l'amélioration, la marche est plus facile.

Blondeau, Maria. N° 19, sexe f., 4 ans ; arrivée à Berck le 21 juillet 1873, partie le 16 septembre 1874. Incurvation des fémurs, genoux cagneux, jambes déjetées en dehors.

Résultats. Réclamée par sa famille ; les fémurs sont moins incurvés, les genoux et les jambes dans le même état.

Webert, Emile. N° 20, sexe m., 3 ans ; arrivé à Berck le 2 août 1873, parti le 15 septembre 1874. Incurvation du rachis et des jambes ; la marche est impossible.

Résultats. Incurvation du rachis à peine marquée, les jambes sont sensiblement redressées, marche plus facile.

Bérens, Marguerite. N° 21, sexe f. ; arrivée à Berck le 2 août 1873, partie le 13 octobre 1874. Incurvation des jambes; marche impossible.

Résultats. On constate déjà du redressement en décembre 1873 ; amélioration sensible au départ.

Lelan, Marie. N° 22, sexe f., 3 ans ; arrivée à Berck le 23 mai 1874, partie le 10 août 1875. Incurvation des membres abdominaux, ventre gros ; marche difficile.

Résultats. En septembre 1874, on constate du redressement, le ventre est moins gros ; marche plus facile.

Dumas, Marie. N° 23, sexe f., 3 ans ; arrivée à Berck le 23 mai 1874, partie le 7 septembre 1875. Déformation du thorax.

Résultats. Amélioration notable. L'enfant se redresse et se fortifie.

Boucher, Albert. N° 24, sexe m., 3 ans ; arrivé à Berck le 5 octobre 1872, parti le 31 mars 1874. Incurvation des jambes; marche pénible.

Résultats. En décembre 1872 l'incurvation commence à diminuer, état général meilleur ; mars 1874, très-amélioré.

Boucon, Juliette. N° 25, sexe f., 3 ans ; arrivée à Berck le 30 novembre 1872, partie le 10 novembre 1874. Incurvation des jambes, ventre gros ; marche très-difficile.

Résultats. En mars 1873, un peu de redressement, marche plus facile ; mars 1874, amélioration sensible.

Rigard, Marguerite. N° 26, sexe f., 2 ans 1/2 ; arrivée à Berck le 1er juillet 1871, partie le 19 septembre 1871. Déformation des jambes.

Résultats. Réclamée par sa famille, pas de changement.

Gaillet, Berthe. N° 27, sexe f., 2 ans 1/2 ; arrivée à Berck le 19 août 1871, partie le 22 juin 1872. Incurvation des jambes, déformation du thorax, ventre gros ; chapelet.

Résultats. En décembre 1871, coqueluche, puis rougeole, puis variole confluente, phthisie pulmonaire et mésentrique ; mort par diphthérie.

Delot, Ernest. N° 28, sexe m., 3 ans 1/2 ; arrivé à Berck le 2 août 1873, parti le 1er février 1874. Courbure des tibias, marche difficile.

Résultats. Mort par diphthérie.

Fréneau, Eugène. N° 29, sexe m., 3 ans 1/2 ; arrivé à Berck le 23 mai 1874, parti le 11 janvier 1875. Incurvation des membres abdominaux, déformation du thorax.

Résultats. Mort par diphthérie.

Dubois, Pierre. N° 30, sexe m., 4 ans ; arrivé à Berck le 17 juillet 1872, parti le 19 octobre 1873. Incurvation des membres inférieurs.

Résultats. Marche plus facile, jambes sensiblement redressées.

Horot, Auguste. N° 31, sexe m. ; arrivé à Berck le 17 juillet 1872, parti le 14 décembre 1872. Rachitisme généralisé.

Résultats. Broncho-pneumonie, meurt sans s'être amélioré.

Louguet, Georges. N° 32, sexe m., 3 ans 1/2 ; arrivé à Berck le 17 juillet 1872, parti le 13 octobre 1873. Scoliose, poitrine aplatie latéralement, Marche impossible, abdomen développé.

Résultats. Blessure complètement redressée, marche facile.

Harnois, Edmond. N° 33, sexe m., 8 ans ; arrivé à Berck le 17 juillet 1872, parti le 13 octobre 1873. Genoux déjetés en dedans, thorax aplati, ventre gros.

Résultats. Membres inférieurs complètement redressés.

Thomann, Charles. N° 34, sexe m., 6 ans 1/2 ; arrivé à Berck le 17 juillet 1872, parti le 7 novembre 1873. Scoliose dorsale, épiphises radiales, très-hypertrophiées, thorax étroit ventre gros.

Résultats. Renvoyé pour cause de teigne, amélioré.

Letellier, Victorine. N° 35, sexe f., 4 ans ; arrivée à Berck le 19 juillet 1872, partie le 19 mars 1874. Jambes arquées, genoux en dedans, thorax étroit, ventre gros, marche impossible.

Résultats. Guérie, marche facile.

Guédon, Armand. N° 36, sexe m., 3 ans ; arrivé à Berck le 3 août 1872, parti le 7 janvier 1873. Jambes arquées, genoux en dedans.

Résultats. Était en bonne voie de guérison quand la teigne s'est déclarée.

Gautron, Jules. N° 37, sexe m., 2 ans 1/2 ; arrivé à Berck le 3 août 1872, parti le 18 novembre 1873. Jambes arquées, dépression latérale du thorax, ventre développé, extrémités radiales hypertrophiées.

Résultats. Parti complètement redressé.

Moreau, Julie. N° 38, sexe f., 3 ans ; arrivée à Berck le 3 août 1872, partie le 21 octobre 1873. Courbure des fémurs, genoux en dedans, poitrine étroite, marche difficile.

Résultats. Jambes redressées.

Gonnet, Pierre. N° 39, sexe m., 7 ans ; arrivé à Berck le 6 août 1872 parti le 21 avril 1874. Genoux en dedans, tibias en lame de sabre, poitrine rétrécie, extrémités des os longs hypertrophiées, ventre gros.

Résultats. Redressé complètement.

Kessler, Gustave. N° 40, sexe m., 8 ans ; arrivé à Berck le 6 août 1872, parti le 13 juillet 1875. Déformation des fémurs ; atteint pendant le séjour à Berck de tumeur blanche du genou, avec luxation rotulaire.

Résultats. Quitte Berck ; marche facile.

Melan, Henri. N° 41, sexe m., 7 ans ; arrivé à Berck le 6 août 1872, parti le 31 mars 1874. Tibias aplatis en lame de sabre, avec courbure à convexité antérieure.

Résultats. Courbure peu modifiée, mais la marche est facile.

Sure, Joseph. N° 42, sexe m., 5 ans ; arrivé à Berck le 6 août 1872, parti le 23 juin 1874. Tibias aplatis latéralement et comme tordus sur leurs axes.

Résultats. Quitte Berck en très-bon état, mais le tibia gauche est encore un peu incurvé.

Gousson, Pierre. N° 43, sexe m., 4 ans ; arrivé à Berck le 6 août 1872, parti le 15 septembre 1874. Les deux jambes, surtout la gauche incurvées en dehors, ventre gros, scoliose dorsale, épiphises radiales, hypertrophiées.

Résultats. La jambe gauche seule n'est pas complètement redressée.

Durand, Clémentine. N° 44, sexe f., 8 ans ; arrivée à Berck le 6 août 1872, partie le 19 mai 1874. Tibias et fémurs incurvés.

Résultats. Redressement incomplet.

Legac, Marianne. N° 46, sexe f., 6 ans ; arrivée à Berck le 6 août 1872, partie le 13 avril 1875. Étroitesse du thorax, poignets tuméfiés, ventre gros, saillie vertébrale.

Résultats. Non guérie mais très-améliorée

Fehler, Marie. N° 45, sexe f., 10 ans 1/2 ; arrivée à Berck le 6 août 1872 ; partie le 21 avril 1874. Courbure externe des fémurs, scoliose, impetigo du cuir chevelu, ganglions sous-maxillaire, storrhée.

Résultats. Courbure diminuée.

Vueghs, Léontine. N° 47, sexe f., 3 ans ; arrivée à Berck le 10 mars 1870, partie le 16 octobre 1871. Courbure des tibias, marche difficile.

Résultats. Courbure persistante, marche facile.

Pascal, Louis. N° 48, sexe m., 2 ans 1/2 ; arrivé à Berck le 10 mars 1870, parti le 11 juillet 1871. Tuméfactions des extrémités articulaires des poignets, des malléoles ; incurvation facile des reins, marche difficile, ventre gros.

Résultats. Marche facile, extrémités osseuses diminuées de volume.

Goodvin, Charles. N° 49, sexe m., 6 ans 1/2 ; arrivé à Berck le 12 avril 1870, parti le 30 novembre 1871. Extrémités inférieures incurvées, ventre développé, diarrhée.

Résultats. Membres inférieurs redressés, ventre diminué de volume.

Martin, Lucien. N° 50, sexe m., 4 ans ; arrivé à Berck le 12 avril 1870, parti le 10 juillet 1871. Thorax aplati latéralement, fémurs et tibias incurvés, marche impossible.

Résultats. Thorax amplifié, membres inférieurs redressés, marche facile.

Haentyes, Madeleine. N° 51, sexe f., 4 ans ; arrivée à Berck le 12 avril 1870, partie le 19 septembre 1871. Thorax aplati latéralement.

Résultats. Thorax amplifié.

Clabaut, Augustine. N° 52, sexe f., 3 ans 1/2 ; arrivée à Berck le 14 avril 1870, partie le 30 novembre 1871. Aplatissement des côtes, déviation des jambes en dehors.

Résultats. Quitte Berck, réclamée par sa famille, avec amélioration.

Maton, Alfred. N° 53, sexe m., 3 ans ; arrivé à Berck le 7 mai 1870, parti le 23 avril 1872. Voussure lambo-dorsale, dépression des côtes, ventre volumineux sans diarrhée, marche impossible.

Résultats. Les symptômes sont bien amendés, marche assez facile.

Galot, Louis. N° 54, sexe m., 4 ans ; arrivé à Berck le 14 mai 1870, parti le 14 novembre 1870. Déformation latérale du thorax, courbure des fémurs ostéite suppurée, maxillaire inférieur. Ganglions sous-maxillaires.

Résultats. Les manifestations rachitiques s'amendaient ; décédé, hémorrhagie interne.

Binot, Léon. N° 55, sexe m., 3 ans ; arrivé à Berck le 11 juin 1870, parti le 16 août 1871. Extremités inférieures incurvées, thorax aplati latéralement, marche très-pénible.

Résultats. Membres inférieurs redressés, thorax élargi, marche facile.

Hérisson, Edouard. N° 56, sexe m., 2 ans 1/2 ; arrivé à Berck le 11 juin 1870, parti le 28 octobre 1872. Extrémités inférieures incurvées, thorax aplati latéralement.

Résultats. Membres inférieurs moins incurvés, thorax élargi.

Divaret, Auguste. N° 57, sexe m., 2 ans 1/2 ; arrivé à Berck le 21 juin 1870, parti le 30 novembre 1871. Courbure très-forte des tibias à convexité externe permettant à peine la marche ; muni d'un appareil que nous enlevons à cause des douleurs qu'il cause.

Résultats. Redressement complet, marche très-facile.

Michel, Léon. N° 58, sexe m., 3 ans ; arrivé à Berck le 9 juillet 1870 ; parti les 16 août 1871. Incurvation prononcée des membres inférieurs.

Résultats. Manisfestations amendées.

Dutoise, Blanche. N° 59, sexe f., 2 ans ; arrivée à Berck le 13 août 1870, partie le 6 octobre 1870. Ossification incomplète de la fontanelle antérieure, courbure de la clavicule, aplatissement latéral du thorax, courbure des membres, abcès superficiels du cuir chevelu.

Résultats. Décédée des suites d'une coqueluche.

Hobart, Françoise. N° 60, sexe f., 2 ans ; arrivée à Berck le 13 août 1870, partie le 18 décembre 1872. Fontanelle antérieure incomplètement soudée, côtes aplaties, membres un peu incurvés, articulations nouées, état général fort médiocre.

Résultats. Guérie.

Deriny, Louis. N° 61, sexe m., 3 ans 1/2 ; arrivé à Berck le 5 juillet 1872, parti le 7 janvier 1873. Rachitisme des membres inférieurs ; mauvais état général.

Résultats. Renvoyé sans améliorations pour herpes tonsurant.

Gallot, Victorine. N° 62, sexe f., 2 ans 1/2; arrivée à Berck le 17 juillet 1872, partie le 31 mars 1874. Courbure des tibias, dépression des côtes, hypertrophie des extrémités des os longs.

Résultats. Parfaitement guérie, très-bien sous tous les rapports.

Mathiot, Marie. Sexe f., 4 ans 1/2 ; arrivée à Berck le 6 août 1872, partie le 31 mars 1874. Genoux déjetés en dedans, aplatissement latéral du thorax, ventre gros.

Résultats. Peu de redressement, mais très-bonne santé.

Texte, Augustine. Sexe f., 11 ans ; arrivée à Berck le 6 avril 1872, partie le 29 juillet 1873. Genoux fortement déjetés en dedans, débilité, atrophie musculaire.

Résultats. Redressée, amélioration marquée à tous les points de vue.

Beaufils, Léonarde. Sexe f., 6 ans ; arrivée à Berck le 15 août 1872, partie le 7 janvier 1873. Jambes cagneuses, atrophie musculaire, marche impossible.

Résultats. Marchait déjà facilement au moment de l'atteinte de la teigne.

Gasne, Berthe. Sexe f., 3 ans ; arrivée à Berck le 26 août 1872, partie le 19 mai 1874. Jambes arquées, thorax aplati, ventre gros, otorrhée.

Résultats. Bien redressée.

Bréant, Louis. Sexe m., 3 ans 1/2 ; arrivé à Berck le 12 avril 1873, parti le 7 septembre 1874. Thorax aplati latéralement, de plus ostéïte suppurée des métacarpes gauches; retenu longtemps à l'infirmerie pour coqueluche et kerato-conjonctivite.

Résultats. Le thorax n'a commencé à se dilater que quand l'enfant a pu sortir.

Bonnet, Maria. Sexe f., 5 ans ; arrivée à Berck le 12 avril 1873, partie le 11 mai 1875. Incurvation des extrémités inférieures, dépression costale, ventre gros, otorrhée.

Résultats. Guérie, complètement redressée.

Patris, Joséphine. Sexe f., 4 ans ; arrivée à Berck le 13 mai 1873, partie le 15 septembre 1874. Jambes arquées à convexité antérieure, poitrine étroite, ventre gros.

Résultats. Guérie et redressée

Harrotte, Jean. Sexe m., 6 ans 1/2 ; arrivé à Berck le 14 juin 1873, parti le 10 août 1875. Jambes arquées, genoux en dedans, poitrine étroite.

Résultats. Presque redressé, marche facile.

Gouet, Alice. N° 12, sexe f., 6 ans 1/2 ; arrivée à Berck le 18 août 1875. Otorrhée double, suppuration abondante et fétide, ventre un peu gros, pas de diarrhée depuis l'arrivée, thorax normal, légère ensellure, déformation des radius, convexité externe des tibias surtout à droite.

Résultats. Peu marqués pour les poignets, redressement complet des jambes.

Bragioni, Julia. N° 22, sexe f., 4 ans, arrivée à Berck le 18 mars 1875. A été atteinte de varicelle, de coqueluche, de rougeole, nourrie au sein 18 mois, marchait un peu à l'arrivée, ventre un peu gros, pas de diarrhée, spina ventosa du médius droit, ostéïtes multiples, état général très-mauvais, déformations rachitiques des radius et cubitus, des tibias, thorax normal, genoux déjetés en dedans, courbure des fémurs, convexité antérieure des tibias, convexité latérale.

Résultats. Fémurs et tibias complètement redressés.

Devos, Marie. N° 252, sexe f., 3 ans ; arrivée à Berck le 15 septembre 1875. Digestions assez faciles, pas de diarrhée, ventre assez gros, dentition incomplète, la maladie a débutée à l'âge de 2 ans, commençait à marcher à l'arrivée, tibias un peu aplatis à convexité antérieure, genoux très-cagneux.

Résultats Beaucoup mieux, les tibias se redressent d'une manière sensible, marche plus facile.

Fourcade, Marie. N° 253, sexe f., 4 ans ; arrivée à Berck le 15 septembre 1875. Bon état général, digestions toujours bonnes, dentition incomplète, ventre gros, malade dès l'âge de 3 ans, hypocondres déjetés en dehors, poignets déformés, légère convexité des tibias, genoux déjetés en dedans, légère ensellure.

Résultats. Redressée presque complètement. Quittera Berck prochainement.

Briganty, Marie. N° 255, sexe f., 3 ans ; arrivée à Berck le 28 octobre 1875. Nourrie au sein pendant 18 mois, marche difficilement depuis 8 mois, très-mauvais état-général, faible, pâle, aspect misérable, pas de diarrhée, pas de fièvre, la maladie a débuté il y a 12 mois, ventre gros, dentition normale, le crâne, le thorax, les membres inférieurs sont déformés à divers degrés par le rachitisme, ensellure légère; la poitrine est aplatie latéralement, saillies chondro-costales très-apparentes, fémurs incurvés à convexité externe, genoux très-rapprochés, les tibias aplatis en lame de sabre fortement incurvés à convexité antérieure, pieds déjetés en dehors, marche presque impossible.

Résultats. La poitrine s'est élargie et les jambes se redressent, mais devra faire encore un long séjour à Berck.

Perremin-La-Combe, Joséphine. N° 259, sexe f., 3 ans ; arrivée à Berck le 28 juillet 1875. Ventre gros, bronchite chronique, état général mauvais, digestions faciles, marche depuis 5 mois, élevée au sein, dentition normale, défaut d'ossification des os du crâne, rachis normal, base du thorax déjetée en dehors et aplatie latéralement, chapelet chondro-costal, genoux cagneux, courbure des tibias à convexité externe.

Résultats. Etat général meilleur, la poitrine s'élargit et se bombe, tibias presqu'entièrement redressés.

Poupeaux, Pauline. N° 21, sexe f., 4 ans 1/2. Otorrhée double, nourrie au sein jusqu'à 6 mois, ventre gros, marche assez difficilement depuis 2 mois, bronchite, courbure à angles saillants du rachis dorsal, thorax aplati latéralement, incurvation prononcée des deux tibias, genoux déjetés en dedans.

Résultats. Tibias redressés complètement, marche facile, l'enfant grandit et se fortifie, sera renvoyée prochainement.

Sultzer, Joséphine. Sexe f., 3 ans ; arrivée à Berck le 3 juin 1875. Etat général assez bon, ventre assez gros, pas de diarrhée, dentition incomplète, convexité antérieure des tibias, incurvation des cuisses, marche facile.

Résultats. Presque entièrement redressée, quittera Berck prochainement.

Thomas, Jeanne. N° 61, sexe f., 3 ans 1/2 ; arrivée à Berck le 18 mars 1875. Etat général mauvais, pas de diarrhée, dentition normale, ventre gros, thorax très-aplati, chapelet chondro-costal très-apparent, pas de voussure des poignets, gibbosité dorsale, tumeur blanche du genou droit, membres abdominaux incurvés, jambes déjetées en dehors.

Résultats. Jambes complètement redressées, saillie dorsale moins prononcée, thorax bombé. Reste à Berck à cause de la tumeur blanche.

DUMONT, Marie. N° 69, sexe f., 4 ans 1/2 ; arrivée à Berck le 18 novembre 1875. Marchait à 10 mois, état général très-mauvais, père mort phthisique, cinq frères ou sœurs décédés, élevée au sein jusqu'à 10 mois, le début de la maladie remonte à l'âge de 18 mois, pas de diarrhée, ventre assez gros, rachitisme des membres inférieurs, tibias en lame de sabre à convexité antérieure contournés au tiers inférieur, courbure des fémurs à convexité antérieure, poignets assez gros, rachis normal.

Résultats. Etat général peu amélioré, progrès de l'état local peu sensible.

POUSSET, Virginie. N° 33, sexe f., 4 ans 1/2 ; arrivée à Berck le 12 octobre 1875. Dentition tardive, marche depuis l'âge de 21 mois, ventre normal, état général ordinaire, la maladie paraît remonter à l'âge de 16–17 mois. Poitrine bombée, genoux cagneux, courbure des fémurs à convexité interne, tibias légèrement arqués, ensellure très-prononcée, se dandine beaucoup en marchant.

Résultats. Excellent état général, redressement très-marqué des tibias et des fémurs, la claudication latérale persiste.

PASQUELOT, Laure. N° 257, sexe f., 2 ans 1/2 ; arrivée à Berck le 20 novembre 1875. Ventre très-gros, empâté, pas de diarrhée, pas de fièvre, état général passable, enfant pâle, un peu délicate, déformation latérale du thorax très-prononcée, déformation de l'extrémité inférieure des os de l'avant-bras très-prononcée, convexité antérieure des fémurs et des tibias, les jambes un peu contournées inférieurement, marche impossible.

Résultats. Teint coloré, énergie vitale plus grande, marche, état local stationnaire.

MADROIRE, Elise. N° 258, sexe f., 2 ans ; arrivée à Berck le 5 mars 1875. Sevrée à deux mois, alimentation mixte, état général médiocre, pas d'appétit, pas de diarrhée, ventre gros, n'a jamais marché, thorax aplati latéralement, déviations des fémurs, genoux cagneux très-rapprochés, pieds très-écartés, convexité antérieure des tibias très-prononcée.

Résultats. Meilleur état général, se redresse beaucoup, marche facilement.

Cette statistique est, on peut le dire, un véritable modèle dans le genre, elle est aussi complète que possible, et si plus tard elle est publiée, elle pourra être consultée utilement, et je ne crois pas qu'il y ait de meilleure réponse à faire pour démontrer l'inutilité des opérations proposées pour remédier dans l'enfance aux difformités du rachitisme.

Il eût été bien à désirer pour nous dans cette circonstance d'entendre celui de nos collègues qui s'est le plus occupé, au point de vue de la pratique, de la question du rachitisme nous faire connaître son opinion sur l'emploi des appareils et sur l'opportunité de ce nouveau mode de traitement ; en l'absence de M. Bouvier, permettez-moi de vous citer quelques passages de ses leçons cliniques, faites en 1857 à l'hôpital des Enfants malades :

« Les difformités, les courbures, les affaissements partiels des os, déterminés par le rachitisme, réclament souvent l'emploi de moyens redresseurs. Les machines n'ont qu'un effet très-borné dans la période d'éburnation. C'est surtout pendant la période de ramollissement que leur action peut être utile ; mais elles ont l'inconvénient de gêner la circulation et les mouvements ; aussi faut-il les exclure le plus souvent chez les enfants très-jeunes et affaiblis. En général, il ne faut les employer que lorsque les enfants sont en état de marcher.

Quand les machines ne peuvent plus avoir d'effet, on a proposé pour les remplacer la ténotomie, la rupture des os et l'ostéotomie. En général, la ténotomie est peu utile. Quant aux deux autres moyens, ce sont des opérations graves, à peine tentées par deux ou trois personnes en Europe, et dont tous les résultats sont incomplétement connus. Pour moi, je ne pourrais me décider à ces opérations que chez un sujet assez âgé pour jouir de la plénitude de sa volonté et assez infirme pour que sa difformité rendît son existence très-pénible. »

En définitive, messieurs, il résulte des observations qui ont été produites devant vous par MM. Blot et Depaul, et surtout de la communication si importante qui vous à été adressée par M. Perrochaud de Berck, que, sous l'influence d'une bonne hygiène et d'un traitement bien dirigé, les difformités rachitiques pouvant complètement disparaître, même sans le secours des appareils, rien ne saurait justifier dans le jeune âge les opérations préconisées par plusieurs chirurgiens étrangers; je crois donc que la Société de chirurgie donnerait un fâcheux exemple en encourageant ce mode de traitement.

M. Trélat. Les faits intéressants cités par M. Marjolin prouvent que le rachitisme, traité convenablement, peut guérir sans laisser de trace. Il y a donc lieu d'essayer d'abord, chez les très-jeunes enfants, le traitement *maritime*. Plus tard, lorsque la guérison du rachitisme est près de s'achever et que les courbures persistent, les appareils mécaniques peuvent-ils jouer un rôle efficace? Je serais tenté de répondre: oui, mais en plaçant les enfants dans des conditions spéciales d'hygiène. Enfin, en présence de ces individus complétement infirmes, monstrueux, et chez lesquels la consolidation osseuse est complète, je comprends que l'on ait recours à l'opération.

M. Blot. Deux questions importantes sont à résoudre : 1° A quel âge le traitement maritime peut-il commencer à avoir une action efficace ? 2° jusqu'à quel âge peut-on l'employer avec quelque espoir de succès ? A la première question, je puis répondre : Dès les premiers mois de la vie. Quant à la seconde, je ne suis pas encore en mesure de la résoudre. En ce qui concerne l'établissement de la menstruation chez les jeunes filles rachitiques, je pense qu'il indique une amélioration déjà notable de la santé, et que, loin d'être la cause de cette amélioration, il en est, au contraire, la conséquence.

M. Verneuil. Dans cette discussion, je n'ai pas voulu m'élever contre l'usage de l'ostéotomie, mai, j'ai tenu à en combattre l'abus, et, après avoir examiné les moules qui nous ont été présentés, j'affirme que ces jambes auraient été guéries sans opération. En présence d'une déviation rachitique, j'essayerai d'abord du traitement maritime, puis du redressement avec les mains, avec des appareils. Je suppose que ces moyens aient échoué, ce ne sera pas une raison pour que je pratique l'ostéotomie quand même. Si la difformité n'est pas trop gênante, et si elle ne détermine pas d'accidents, je me garderai de toute intervention opératoire, et je ne consentirai à porter le ciseau que lorsque j'y trouverai réunies ces deux conditions : incurabilité par les moyens ordinaires, accidents sérieux.

Ainsi se termine cette instructive discussion ; je ne pense pas que l'on puisse ajouter aux logiques et très-rationnelles conclusions du professeur Verneuil.

Seulement pour résumer l'ensemble des opinions émises, je crois ne pas être taxé d'immodestie en reproduisant un passage du substantiel compte-rendu des travaux de la Société présenté à la séance annuelle du 17 janvier 1877, par M. Paulet, secrétaire annuel :

« Malgré les faits encourageants cités dans le mémoire de M. Bœckel, malgré les quelques paroles prononcées en faveur de l'ostéotomie par MM. Labbé et Panas, il ne m'a pas paru que la Société se soit montrée animée du moindre enthousiasme pour cette opération d'origine toute *française*, ainsi que l'a établi M. Guérin. MM. Lefort, Trélat, l'admettent pour des sujets ayant atteint onze ou douze ans, mais alors seulement qu'il n'y a plus à compter sur le redressement par les moyens de douceur. MM. Blot et Depaul la rejettent absolument, ainsi que M. Marjolin et ce dernier lui porte un rude coup en lisant à votre tribune la longue et intéressante lettre du Dr Perrochaud, de Berck, lettre qui montre jusqu'à l'évidence la possibilité d'obtenir le redressement spontané des déviations rachitiques des membres sous la seule influence d'une bonne hygiène et de l'atmosphère maritime. »

BOULOGNE-S-MER. — IMPRIMERIE VEUVE CHARLES AIGRE, 4, RUE DES VIEILLARDS.

www.ingramcontent.com/pod-product-compliance
Ingram Content Group UK Ltd.
Pitfield, Milton Keynes, MK11 3LW, UK
UKHW022158190726
13855UKWH00004B/1534

9 782012 895195